LES

RÉTRÉCISSEMENTS LARGES DE L'URÈTHRE

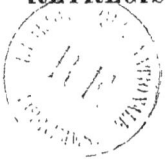

PAR

Le Dr Joachim COLLDECARRÉRA

Médecin Inspecteur des Enfants du premier âge

Membre de la Mission médicale envoyée à Toulon, Épidémie cholérique 1884

(Médaille d'argent de 2ᵉ Classe)

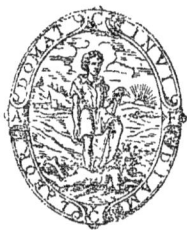

MONTPELLIER

CAMILLE COULET, LIBRAIRE-ÉDITEUR

5, GRAND'RUE, 5.

—

1896

LES

RÉTRÉCISSEMENTS LARGES DE L'URÈTHRE

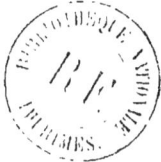

PAR

Le Dr Joachim COLLDECARRÉRA

Médecin Inspecteur des Enfants du premier âge
Membre de la Mission médicale envoyée à Toulon, Épidémie cholérique 1884
(Médaille d'argent de 2e Classe)

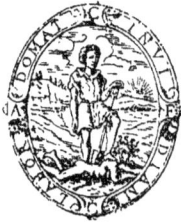

MONTPELLIER

CAMILLE COULET, LIBRAIRE-ÉDITEUR

5, GRAND'RUE, 5.

1896

A MON MAITRE ET PRÉSIDENT DE THÈSE

Monsieur TÉDENAT

Professeur de Clinique Chirurgicale

A Monsieur le Docteur ALBERT DOUNEZAN

Président de la Société des Médecins des Pyrénées-Orientales,
Chevalier de la Légion d'Honneur

A Monsieur le Docteur PAUL DE LAMER

Officier d'Académie

J. COLLDECARRÉRA

PRÉFACE

La question des rétrécissements larges est de date récente ; à défaut d'autres mérites, le travail que nous soumettons aujourd'hui à l'indulgente critique de nos juges pourrait donc au moins prétendre à celui de l'originalité. Cette prétention n'est assurément pas sans danger.

On raconte, en effet, que, dans un concours, un candidat argumentant la thèse de son compétiteur, lui dit avec une malicieuse finesse : « Monsieur, dans votre œuvre, il y a du bon, il y a du nouveau ; malheureusement tout ce qui est bon n'est pas nouveau, et tout ce qui est nouveau n'est pas bon. » Livré à nos propres ressources, peut-être eussions-nous encouru le même reproche ; mais un maître aussi estimé que complaisant, à la pratique chirurgicale duquel sont venus puiser, comme à une source intarissable et pure, les auteurs obligés et hésitants de maintes dissertations inaugurales, — le professeur Tédenat — a bien voulu nous prêter l'appui de son activité et l'inappréciable secours de ses conseils. C'est sous son inspiration, sous son contrôle bienveillant, et réconforté par ses encouragements assidus, que nous avons essayé de mener à bonne fin le sujet qu'il désignait à notre choix. Ne nous était-il pas permis, pour les besoins de notre défense, aussi bien que dans un sentiment de reconnaissante justice, de nous prévaloir de cette flatteuse colla-boration ?

A ce nom respecté et cher, nous sommes heureux d'associer celui de deux autres maîtres de notre école, les professeurs Forgue et Estor. Grâce à leur libéralité, nous avons pu enri-chir notre thèse de documents utiles et précieux. Qu'ils veuil-lent bien agréer l'offrande de nos remerciements.

LES

RÉTRÉCISSEMENTS LARGES DE L'URÈTHRE

INTRODUCTION

Le terme de rétrécissement large semble impliquer une contradiction ; le calibre du rétrécissement est pourtant essentiellement variable, et, au moins pour les rétrécissements consécutifs à la blennorrhagie, qui se font avec une certaine lenteur, il diminue peu à peu ; de telle sorte qu'entre l'état normal et l'étroitesse filiforme, il y a une foule de degrés successifs.

Ce n'est pas à dire que tout rétrécissement soit destiné à devenir excessivement étroit ; quelques-uns, après avoir acquis un degré moyen correspondant au 15 ou au 20 de la filière de Charrière, peuvent rester longtemps et même toujours stationnaires.

Mais à quel moment peut-on dire qu'il y a rétrécissement large ? Les appréciations des chirurgiens varient : pour Otis, de New-York, à partir de 25, — au-dessous de 25, l'urèthre est déjà rétréci ; — pour Tillaux, c'est à partir de 21 ; pour Williams-White, de Philadelphie, le calibre 15 de Charrière établit la démarcation entre les rétrécissements larges qui sont au-dessus et les étroits qui sont au-dessous.

A côté du facteur calibre, il y en a d'autres qui interviennent aussi pour créer la symptomatologie et les complications possibles

2

des rétrécissements larges. En premier lieu. il faut tenir grand compte de l'état inflammatoire à infectiosité éminemment variable.

En second lieu, il faut considérer le siège du rétrécissement. Il est, en effet, une règle assez générale indiquée par Thompson, White et qu'admet M.Tédenat, d'après laquelle les troubles déterminés par un rétrécissement sont d'autant plus marqués, toutes choses égales d'ailleurs, qu'il est plus voisin du méat uréthral.

Notre thèse a surtout pour but d'exposer l'histoire des rétrécissements larges au point de vue de leur symptomatologie, de leurs complications et de leur traitement. Aussi, nous n'insisterons pas sur l'historique, qui, du reste, a une médiocre importance, étant donnée la date récente à laquelle on s'est spécialement occupé des rétrécissements larges. Notre travail sera divisé de la façon suivante :

1° Calibre de l'urèthre ;

2° Anatomie pathologique des rétrécissements larges ;

3° Symptomatologie et complications ;

4° Diagnostic et Pronostic ;

5° Traitement.

Nous reproduirons plusieurs observations qui nous ont été communiquées par nos maîtres ou que nous avons recueillies dans les auteurs. Notre thèse est surtout basée sur l'enseignement de M. Tédenat, qui a consacré plusieurs leçons cliniques à l'étude des rétrécissements larges. On y trouvera de longues citations tirées du travail excellent qu'a écrit M. Forgue pour le traité de chirurgie de Reclus et Duplay.

Nous nous faisons un devoir d'adresser nos remerciements à nos Maîtres de la Faculté de Médecine de Montpellier, auprès desquels nous avons trouvé enseignement savant et grande bienveillance.

CHAPITRE PREMIER.

Calibre de l'Urèthre.

———

Le calibre de l'urèthre n'est pas le même pour tous les auteurs. En France, on admet généralement le calibre de 24 millimètres en circonférence.

Les auteurs Américains donnent à l'urèthre un calibre bien plus considérable, surtout depuis les travaux d'Otis.

Otis.— Ce chirurgien admet, se basant sur les résultats qu'il a obtenus avec son uréthromètre, qu'il existe un rapport à peu près constant entre la circonférence de la partie moyenne du pénis à l'état de flaccidité et la circonférence du canal de l'urèthre.

Il a établi la table suivante :

Milieu du pénis flasque:

Circonférence	75 millim.............	30 millim.
—	81 —	32 —
—	87 —	34 —
—	93 —	30 —
—	100 —	38 —
— 105 à 112 —	....	40 —

White modifie les chiffres d'Otis. Pour cet auteur, un pénis qui a au milieu:

3 pouces de circonférence, indique un urèthre de	26 à 28 millim.
3 pouces 1/4 —	—	28 à 30 —
3 — 1/2 —	—	30 à 32 —
3 — 3/4 —	—	32 à 34 —
4 —	—	34 à 36 —

Rollet (1862) admet aussi, pour la largeur des différentes parties de l'urèthre humain, les mesures suivantes, prises sur le cadavre :

Orifice......................	7-8 millim.		21-24 Charrière	
Fosse naviculaire..............	10-11	—	30-33	—
Immédiatement en arrière de celle-ci	9	—	27	—
Partie moyenne de la région caverneuse....................	10	—	30	—
Bulbe......................	12	—	36	—
Portion membraneuse (milieu).	9	—	27	—
Région prostatique (partie antérieure)	10	—	30	—
Région prostatique (partie moyen.)	15	—	45	—
Région prostatique (extrémité postérieure)................	11	—	33	—

Finger, en se servant des uréthromètres de Weir et d'Otis, est arrivé aux conclusions suivantes :

Au niveau du méat.........................	n° 24 Charrière
Au niveau de la portion caverneuse...........	n° 28-30 max.
Au niveau du bulbe........................	n° 32 —
Au niveau de la portion membraneuse	n° 26 —
Au niveau de la région prostatique (10 à 11 mil. de diamètre)	n° 32 —

Testut, dans son *Anatomie humaine*, tom. III, donne au calibre de l'urèthre les mensurations qu'a obtenues Reybard en mesurant sur des moules les diamètres de ses divers segments. Cet auteur a obtenu les chiffres suivants :

Sujets de 70 à 80 ans.

Derrière la fosse naviculaire........	7 millim. 6		7 millim.	
A 12 centimètres du méat..........	9	—	8-3	—
A 15 ou 16 centimètres (bulbe)	10	—	10-3	—
A la région membraneuse..........	9	—	8-6	—
Au centre de la région prostatique ..	12	—	11-6	—

Pour Sappey, le diamètre de l'orifice uréthral et de ses divers rayons ne dépasse pas 4 à 6 millim. Toutefois, on peut le traverser avec des instruments de 8 à 10 et même 12 millim., mais au prix d'une dilatation. Quant aux rayons tirés des divers points de sa circonférence, au pourtour de la base de la prostate, ils ont offert :

Le médian supérieur	3 millim.
Le transverse....................	15 —
Le médian inférieur..............	17 —
L'oblique en bas et en dehors.......	22 —

Richet donne sur le calibre de l'urèthre les tableaux suivants:

Sujet âgé de 35 ans.

A l'orifice du méat urinaire....	15 millim.	presque inextensible.
Au centre du gland............	22 —	 30
A la portion moyen. du cors spong.	13 —	 30
Au cul-de-sac du bulbe.........	21 —	 40
Au collet du bulbe.............	12 —	 25
Au milieu de la portion musculeus.	13 —	 35
Au commencement de la région prostatique...................	25 —	 40
Au centre de la prostate........	35 —	.......,... 45
Au col vésical.................	30 —	 45

Sujet âgé de 30 ans.

Au méat........................	14 millim.		18 millim,	
Au centre du gland..............	18	—	32	—
Au milieu de la portion spongieuse..	15	—	38	—
Au cul-de-sac du bulbe............	18	—	40	—
Au collet du bulbe................	11	—	20	—
A la portion membraneuse........	12	—	35	—
Au commencement de la prostate ...	15	—	38	—
Au centre de la prostate...........	20	—	42	—
Au col vésical....................	26	—	45	—

Sujet âgé de 16 ans.

Au méat urinaire....................	15 millim.	18 millim.
Au centre du gland..................	16 —	25 —
Au milieu de la portion spongieuse....	12 —	22 —
Au cul-de-sac du bulbe...............	18 —	28 —
Au collet du bulbe..................	9 —	18 —
Au centre de la portion membraneuse..	9 —	28 —
Au commencement de la portion prostat.	12 —	26 —
Au centre de la portion prostatique....	20 —	32 —
Au col vésical......................	30 —	45 —

Le 22 janvier 1896, le nommé M..., introduit dans l'urèthre une bougie dite rat de cave. Malgré les tractions les plus énergiques, on ne réussit pas à l'extraire.

M. Tédenat, appelé dans l'après-midi à l'hôpital suburbain, se voit dans l'obligation de pratiquer l'uréthrotomie externe. La bougie une fois enlevée, on en fait la mensuration, elle correspond au n° 36 de la filière de Charrière.

Nous voyons, d'après ces tableaux, qu'il n'y a pas un calibre bien déterminé, invariable, pour l'urèthre de l'homme.

Guyon, en introduisant des Béniqué sur 37 cadavres, a produit trente fois des déchirures quand il arrivait aux numéros 31 à 34 de la filière Charrière. Les recherches d'Otis montrent les degrés extrêmes d'extensibilité du canal, encore plus que son calibre physiologique.

Dans ses conclusions, cet auteur ne tient pas assez compte des différences de calibre déjà indiquées par Everard-Home et Deschamps, et sur lesquelles insistent les auteurs français Sappey et Richet.

Pourtant les travaux des chirurgiens américains ont leur importance parce que le canal, qui a perdu de sa dilatabilité, le doit à des lésions inflammatoires chroniques portant sur la muqueuse et le tissu sous-muqueux, lésions qui sont l'origine des rétrécissements. Or, si, au moyen de l'uréthromètre ou de grosses bougies à boule, on constate cette perte d'extensibilité, on en conclura à la nécessité de traiter ces lésions, qui, soignées à leur début, pourront guérir complètement et définitivement. Si, au contraire, on donnait à la néoplasie inflammatoire, encore en ce moment jeune et embryonnaire, le temps de vieillir et de subir la transformation scléreuse, on se trouverait en présence d'un rétrécissement avéré, et, dès lors, incapable, on ne le sait que trop, de résorption complète et de guérison véritable.

CHAPITRE II

Anatomie pathologique.

Au point de vue de l'anatomie pathologique, les lésions du retrécissement large sont celles de l'uréthrite chronique concomitante. Elles sont étudiées, d'une façon à peu près complète, dans les travaux de Jamin, d'Oberlander, de Neelsen (de Dresde), de Hallé et de Wassermann. M. Tédenat les a décrites dans un mémoire déjà ancien ; mais, pour les résumer d'une façon claire et précise, nous nous servirons de la savante description qu'en a donnée notre Maître M. le professeur Forgue.

La persistance de l'écoulement se rattache au cantonnement des lésions dans des points déterminés : le cul-de-sac bulbaire et l'arrière-canal sont assurément leurs foyers d'élection. Au niveau du bulbe, plus dépressible et plus large, peut se former une cavité où la déclivité naturelle favorise la stagnation des sécrétions : c'est dans ce point, « cul-de-sac vaginal postérieur des hommes », suivant l'expression de Guyon, que s'accumulent et se perpétuent les lésions. Quelques-uns ont jugé à propos d'imposer à cette localisation une dénomination particulière : nous avons vu récemment décrire la bulbite chronique ; le besoin de cette entité ne se fait pas sentir. Dans l'urèthre profond, c'est la barrière du sphincter membraneux qui, s'opposant au passage des injections modérées, met cette portion du canal hors d'atteinte thérapeutique.

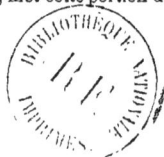

3

En dehors de ces foyers de choix, l'uréthrite peut se cantonner en un point quelconque de l'urèthre spongieux : elle aime à se fixer à la hauteur de l'angle prépubien, ou bien en amont de brides scléreuses dans la région pénienne antérieure, enfin dans les follicules voisins du méat. Si l'on s'en tenait à la statistique récente de Finger, les localisations sur la *pars pendula* l'emporteraient de beaucoup sur le siège bulbaire ou membraneux ; sur 24 canaux examinés, il a trouvé 17 fois l'uréthrite chronique limitée à cette partie.

« Que ne puis-je appeler à mon aide le microscope ! », regrettait Jamin en sa bonne thèse de 1883. Et il ne pouvait invoquer que quelques coupes de muqueuse, au cours d'une phlegmasie aiguë, et l'étude anatomo-pathologique de Brissaud et Segond, signalant les modifications de l'épithélium, « dont les cellules étaient devenues cubiques », et la prolifération conjonctive du derme. Les recherches histologiques contemporaines ont établi l'importance, pressentie par Jamin, des lésions épithéliales qui caractérisent l'uréthrite chronique et accompagnent la formation du rétrécissement blennorrhagien.

Il y a là deux chapitres anatomo-pathologiques qui se pénètrent : où et comment finit la blennorrhée, où commence le rétrécissement ?

L'inflammation chronique, dans les points où elle n'a point diminué l'urèthre jusqu'à production d'une sténose cliniquement appréciable, laisse pourtant dans la paroi des traces évidentes.

Vadja a trouvé, dans deux cas d'uréthrite chronique avec sténose, l'épaississement de l'épithélium, et l'aplatissement de ses couches superficielles, « si bien, dit-il, que la forme cylindrique normale de l'épithélium uréthral finit par disparaître entièrement ; les masses épithéliales néoformées se réunissent avec prédilection au sommet des papilles hypertrophiées et des protubérances, pour former des saillies en massues ; ces lésions proliférantes augmentent d'importance vers la partie profonde de l'urèthre ». Neelsen a précisé ces altérations épithéliales de l'urèthre blennorrhagique en voie de sténose : sur la muqueuse uréthrale enflammée, et surtout au-dessus des bandes fibreuses qui la coarctent, on trouve, au lieu de cellules cylindriques, des lames d'épithélium stratifié en couches de nombre variable ; il y a, en même temps, « cornification » des cellules les plus superficielles : tantôt c'est une couche cornée, continue et adhérente, tantôt ce sont de simples petites lamelles qui se desquament.

Baraban a confirmé ces modifications du type épithélial par l'examen de la muqueuse bulbaire, chez un supplicié atteint d'uréthrite chronique. Hallé et Wassermann, dans leur beau mémoire, en ont donné une description tres détaillée ; mais leurs examens ont visé surtout des sténoses confirmées, et c'est à propos de l'anatomie pathologique des rétrécissements que leur étude trouvera place plus opportune. Finger vient d'écrire, avec les documents recueillis au Rudolfspital dans l'hiver 1889-1890, la plus complète monographie anatomo-pathologique sur la blennorrhée. Il signale aussi les altérations de l'épithélium qui varient d'un léger trouble, à un épaississement notable avec coloration blanchâtre ; il constate « l'expansion très considérable de la couche des cellules polygonales de remplacement : au lieu de une à deux couches normales, on en trouve quatre, cinq et même plus ; mais une des altérations les plus importantes est la transformation de l'épithélium cylindrique en épithélium pavimenteux ».

C'est au niveau du tissu conjonctif sous-épithélial, comme le déclare Finger, que se déroulent, dans la blennorrhagie chronique, les lésions vraiment décisives pour le sort ultérieur de la muqueuse malade. — Neelsen, Baraban, Hallé et Wassermann ont bien décrit le processus de sclérose qui succède à l'infiltration inflammatoire du chorion ; ces derniers nous ont montré la gamme croissante des altérations pariétales, depuis la blennorrhagie chronique jusqu'au rétrécissement calleux grave : le derme conjonctif lâche, presque réticulé, de l'urèthre normal, est infiltré d'éléments embryonnaires et tend à s'épaissir par du tissu fibreux Dans un certain nombre de cas, qu'on peut considérer comme moins invétérés, l'infiltrat, nous dit Finger, consiste en cellules rondes auxquelles sont mêlées beaucoup de cellules épithéloïdes, c'est-à-dire de cellules riches en protoplasme avec de gros noyaux qui se colorent faiblement par le carmin et l'hématoxyline, tandis que les cellules rondes ne possèdent qu'un noyau qui se colore en brun. L'infiltrat, dans quelques cas, est placé comme une couche mince ; parfois, il pénètre plus profondément, disjoint le tissu sous-épithélial tout entier, voire même les couches supérieures du corps caverneux. Il forme, parfois, autour des lacunes et des orifices des glandes de Littre, des saillies superficielles, papuliformes. Sous l'influence de la prolifération embryonnaire, et de la néoformation vasculaire, on voit se développer, en des points circonscrits de la muqueuse, ces excroissances menues, à aspect muriforme, qui paraissent analogues aux granulations. Plus tard, les cellules fusiformes l'emportent sur les cellules rondes ; la couche élastique est détruite et dissociée ; la lésion se propage du chorion au tissu spongieux et même aux couches superficielles du corps caverneux : c'est le travail de sclérose et de sténose qui s'organise et s'étend.

Anatomiquement, les lacunes de Morgagni ressemblent à des enfoncements de la muqueuse uréthrale ; leur épithélium présente les mêmes altérations que celui de la surface libre, dont il n'est que la prolongation. Parfois, décrit Finger, la lacune est remplie de cellules épithéliales du type pavimenteux ; dans d'autres cas, le calibre de la lacune est très élargi, au point d'être visible à l'œil nu. Des altérations ultérieures des lacunes ont leur point de départ dans le tissu péri-lacunaire, et l'on peut observer la saillie en forme de cratère, l'élévation avec dilatation de l'orifice des lacunes. Il peut arriver que la lacune, bourrée d'épithélium pavimenteux, s'oblitère : il en résulte un petit kyste, qui, macroscopiquement, apparaît comme un nodule blanc de la grosseur d'un grain de semoule, enfoncé dans la muqueuse.

Les glandes de Littre sont aussi envahies par le processus inflammatoire. Le tissu péri-glandulaire est infiltré, dans les cas récents, de cellules rondes et épithéloïdes ; dans les cas plus anciens, il s'y mêle des cellules fusiformes. Cet infiltrat peut, par sa rétraction, comprimer et détruire la glande; s'il est localisé autour du conduit excréteur, il est exposé à déterminer des dilatations kystiques de ce conduit et de la glande. Dans le corps glandulaire, se produit une infiltration des cloisons conjonctives qui séparent les acini ; cet infiltrat et, avec lui, les cloisons se rétractent ; la glande peut ainsi s'atrophier par rétraction interstitielle et péri-glandulaire.

La localisation des gonocoques à la surface du canal, dans l'uréthrite chronique, se traduit, nous dit Legrain, par la présence d'une grande quantité de cellules épithéliales desquamées et par la disparition, de plus en plus complète, dans les globules du pus, du *micrococcus gonorrheæ* qui tend à se cantonner sur les éléments épithéliaux. En même temps, et cela s'observe surtout pour les suintements tenaces, traités par les instillations, le gonocoque devient d'une découverte très difficile au milieu des autres bactéries de l'urèthre qui foisonnent au milieu des débris épithéliaux : 4 ou 5 de ces micro-organismes ont, suivant Legrain, des dimensions à peu près identiques au microbe de Neisser et se trouvent de même disposés en diplocoques. La réaction différentielle de Roux ne suffit plus ; Legrain propose une modification au manuel opératoire. Si l'on traite par l'alcool ordinaire les lamelles laissées en contact avec la solution iodo-iodurée, on constate que les éléments du pus blennorrhagique se décolorent dans l'ordre suivant : protoplasma des globes du pus ; protoplasma des cellules épithéliales ; noyaux des globes de pus ;

noyaux des cellules épithéliales, gonocoques; bactéries accessoires de l'urèthre. En ne laissant couler qu'une goutte d'alcool sur la lamelle, on arrive à ne décolorer que le fond de la préparation, en laissant colorées toutes les bactéries. On porte alors la lamelle sous le microscope, on examine un point de la préparation contenant des bactéries, on le dessine au besoin, puis, on fait peu à peu passer de l'alcool entre la lame et la lamelle : s'il y a des gonocoques à l'endroit examiné, on les voit disparaître.

Il est une forme de rétrécissement large dont ne parlent pas les auteurs, et sur laquelle M. Tédenat a appelé notre attention, dans ses cliniques. La lésion est constituée par une bride scléreuse ou cicatricielle, occupant une portion variable de la paroi inférieure du canal.

Dans deux cas, cette bride était consécutive à la rupture de la corde, le restant de l'urèthre était souple, et, à ce niveau, l'uréthromètre d'Oberländer permettait une dilatation de 24 millim. et de 22 millim.

Ces deux malades avaient eu, malgré cette dilatabilité du canal, l'un, une infiltration d'urine grave; l'autre, un abcès urineux.

Chez un autre malade, existait, à la paroi inférieure, un nodule cicatriciel consécutif à l'ouverture, dans l'urèthre, d'un abcès glandulaire.

On comprend que des érections violentes puissent produire, à la période d'état de la blennorrhagie, de petites ruptures de la muqueuse, qui seront le point de départ de petites brides cicatricielles, qui, presque toujours, siègeront à la paroi inférieure de l'urèthre. En même temps que ces brides, il y aura toujours un peu de sclérose de la muqueuse et du tissu sous-muqueux, et, ainsi seront constitués les rétrécissements scléro-cicatriciels, si communs dans la portion pénienne de l'urèthre. Quant aux inflammations glandulaires, qui ont été étudiées par Neelsen et

par Hamonic, elles peuvent suppurer, laissant alors une cica-
trice, réparant l'ulcération de la muqueuse, à leur niveau, ou
bien persister, sous forme de nodules scléreux. Il est possible
de sentir ces nodules avec le doigt promené, à l'extérieur, sur
la paroi inférieure de l'urèthre. On s'en rend encore mieux
compte par l'introduction d'une bougie à boule, qui éprouve, à
l'aller et au retour, un certain nombre de soubresauts.

Nappe de sclérose légère ou forte, petites brides ou follicules
scléreux, siégeant à la paroi inférieure du canal, telles sont,
avec ou sans uréthrite diffuse, les lésions habituelles des rétrécissements larges.

Dans presque tous les cas, il existe une inflammation rétro-
stricturale plus ou moins intense.

CHAPITRE III.

Symptomatologie.

Les rétrécissements larges de l'urèthre passent inaperçus dans bien des cas, parce que malade et médecin sont trop enclins à croire que tout rétrécissement est surtout, et même uniquement, caractérisé par la gêne de la miction.

Il y a pourtant longtemps que divers chirurgiens, Hunter, Rollet, ont indiqué la dilatation avec de grosses sondes comme un moyen efficace de guérison d'écoulements chroniques. Pour Rollet, la persistance de l'écoulement dépend, avant tout, d'un certain degré d'épaississement de la muqueuse et de diminution de calibre du canal.

En fait, la goutte militaire, les filaments uréthraux contenus dans l'urine, doivent toujours, quand ils durent depuis longtemps, faire penser à un degré variable de rétrécissement.

L'emploi d'une grosse bougie à boule, ou, encore mieux, d'un uréthromètre, permet de fixer le diagnostic.

De temps en temps, des poussées congestives et inflammatoires surviendront. Si l'inflammation se limite à l'urèthre antérieur, elle sera caractérisée par un peu de cuisson pendant le passage de l'urine, par la rougeur du méat, par un écoulement muqueux ou muco-purulent.

Cet écoulement pourra contenir divers micro-organismes, coli-

4

bacille, streptococcus, staphylococcus, gonocoque). Le gonocoque, en particulier, pourra ne pas être constaté, pendant un temps plus ou moins long, dans les filaments uréthraux, et sera trouvé dans l'écoulement de cette poussée inflammatoire, même sans qu'il y ait eu nouvelle inoculation.

Il restait, à l'état latent, entre les plis de la muqueuse, dans les glandes de Littre. Puis, sous l'influence d'une irritation, il s'est mis à se multiplier, à pulluler, et, dès lors, son existence est devenue facile à constater.

On a, ainsi, pu voir des gonocoques qui paraissaient avoir vécu dans le canal une longue série d'années.

Si l'inflammation s'étend à l'urèthre postérieur, elle se présente avec les symptômes de l'urethro-cystite, qui sont les suivants :

Envie d'uriner fréquente, toutes les demi-heures, toutes les cinq minutes, avec douleur plus ou moins violente, occupant le col de la vessie, en arrière et au-dessus du pubis, s'irradiant vers l'anus, vers les testicules, vers la région sacro-lombaire ; dans des cas plus rares, aux membres inférieurs et notamment à la plante des pieds. Pour peu que l'inflammation soit intense, il survient des hématuries à la fin de la miction, lorsque le malade donne, comme l'on dit, les derniers coups de piston.

Le pus est chassé par l'urine, et on le trouve, tantôt dans le premier verre, tantôt dans le second et surtout dans le troisième.

Ces poussées d'uréthro-cystite peuvent donner lieu à des rétentions d'urine sur lesquelles M. Leprévost a attiré très spécialement l'attention. Nous en avons vu plusieurs exemples dans le service de M. Tédenat. Cette rétention d'urine peut être complète ou incomplète. Quand elle est complète, le malade ne peut pas uriner, il souffre vivement, la vessie se distend peu à peu, et, le plus souvent, ces accidents se passent sans fièvre. Dans la rétention incomplète, le malade urine, à intervalles plus ou moins

rapprochés, une quantité variable, ordinairement peu considérable, et si on n'explore pas la vessie, on peut supposer qu'elle
se vide entièrement.

Chez quelques malades, l'émission des urines, par petits jets,
est presque continue, à tel point qu'on les déclare atteints
d'incontinence, tandis que l'exploration peut montrer la vessie
distendue, et le cathétérisme permet d'évacuer 250, 500 et
même 1000 gram. d'urine. Le fait suivant est un exemple
remarquable de cette fausse incontinence masquant une rétention considérable.

Observation. — «En 1883, M. Tédenat fut appelé auprès d'un
étudiant en droit, âgé de 23 ans, robuste, aucunement nerveux,
qui, au trentième jour de sa première blennorrhagie, légère, et
alors presque guérie, avait été pris, à la suite d'excès de boissons, des accidents suivants :

»Envies d'uriner douloureuses, fréquentes, toutes les dix
minutes. Malgré des bains de siège, des cataplasmes sur le ventre,
cet état persiste pendant deux jours.

»Le troisième jour, les envies d'uriner venaient toutes les deux
ou trois minutes. Le malade, étendu sur son lit, rendait de petits
jets d'urine, au prix de vives douleurs derrière le pubis, vers
l'anus, et il faisait appeler M. Tédenat pour combattre cette
incontinence. La vessie formait un globe tendu, remontant
presqu'à l'ombilic.

» M. Tédenat introduisit, après avoir lavé l'urèthre, une sonde
de Nélaton, éprouva une légère résistance dans la région membraneuse, évacua 500 gram. d'urine qu'il remplaça par 100 gram.
de solution boriquée à saturation et conseilla un bain de siège
très chaud de dix minutes. Le malade urina abondamment dans
le bain. Quatre ou cinq heures plus tard, instillation de nitrate
d'argent à 1/50, dans la région membrano-prostatique, elle fut
modérément douloureuse, et, au bout de deux heures, les

besoins d'uriner furent grandement espacés. Néanmoins, le sur-
lendemain, au moment de faire une seconde instillation,
M. Tédenat évacua plus de 200 gram. d'urine. Cinq instillations,
à deux jours d'intervalle l'une de l'autre, amenèrent la guérison
complète du malade ».

La pathogénie de ces rétentions aiguës, complètes ou incomplètes, a été comprise de diverses manières : pour les uns, c'est
un spasme du muscle orbiculaire de l'urèthre ; pour d'autres,
c'est le gonflement congestif de la muqueuse au niveau du
rétrécissement, ou, encore, l'obturation par un caillot sanguin
ou muqueux. Il y a du vrai dans toutes ces opinions. Pourtant,
la théorie de l'oblitération par un caillot sanguin ou un bouchon
muqueux ne peut guère s'appliquer qu'aux rétrécissements
étroits. Le gonflement inflammatoire de la muqueuse est incon-
testable, ainsi que Thompson, Tuffier, etc., l'ont affirmé ; mais
l'existence d'un certain degré de contraction spasmodique du
muscle orbiculaire de l'urèthre est mise hors de doute par l'exploration avec une bougie à boule.

Mais, à côté de ces multiples facteurs de rétention, qui ont
l'urèthre pour siège, il y a un facteur vésical. Pour peu que la
sensibilité vésicale soit exaltée, il survient une sorte de téta-
nie (Leprévost) dans laquelle la vessie se contracte partiellement,
irrégulièrement et sans grande vigueur. Nous avons été témoins
d'expériences manométriques, faites en 1885 par M. Tédenat,
qui mettent ce fait hors de toute contestation. Condamy invoque
la paralysie de la tunique musculaire, pour expliquer la rétention
aiguë, dans certains cas de rétrécissements larges [1].

Ces rétentions, complètes ou incomplètes, surviennent à la
suite de toute action capable d'irriter, de congestionner la
muqueuse uréthro-vésicale : excès de boissons, surtout de vin

---

[1] Condamy, Thèse de Paris, 1894.

blanc, de bière et même d'eaux gazeuses, aliments épicés , excitation génésique, tentative et, encore mieux, abus de coït , refroidissement, surtout quand l'action du froid porte sur les membres inférieurs ou sur le siège, voyages dans une voiture mal suspendue, etc.

Nous avons fait mention de la présence possible du sang à la fin de la miction, lorsque survient une poussée d'uréthro-cystite ou cystite du col. Dans quelques cas, cette uréthro-cystite mérite vraiment le nom d'hémorrhagique, les malades urinant du sang presque pur et en assez grande abondance. Leprévost, Guyon, Jullien, ont insisté sur ces faits. Nous avons eu l'occasion d'en voir plusieurs, mais nous nous contenterons de résumer le suivant, remarquable par l'abondance du sang, la longue durée de cette cystite cervicale hémorrhagique, et sa guérison très rapide par les instillations argentiques.

«En juin 1886, un officier de gendarmerie, âgé de 32 ans, bien portant jusqu'à sa première blennorrhagie, contractée en février 1885, entra dans le cabinet de M. Tédenat, vêtu d'un grand manteau qui cachait un urinal, dans lequel, toutes les sept ou huit minutes, le malade rendait une ou deux cuillerées à soupe moitié sang, moitié urine. Les douleurs étaient très vives, le faciès était amaigri et exprimait la souffrance. Cet état durait depuis cinq semaines. Des bains de siège quotidiens, deux applications de sangsues, des tisanes, des capsules d'essence de térébenthine, avaient produit, à plusieurs reprises, une amélioration très légère et de courte durée. Le soir même, M. Tédenat constatait, avec la bougie à boule de Guyon, un léger rétrécissement (21), à 3 ou 4 centimètres en avant du collet du bulbe. Une sonde de Nélaton trouva de la résistance dans la région membraneuse ; mais elle pénétra dans la vessie, d'où furent évacués 200 gram. d'urine fortement mêlée de sang. Séance tenante, instillation dans l'urèthre postérieur et dans la vessie, de 4 gram. de solution argentique à 1/50. Le malade éprouva, au moment de l'instillation, une sensation pénible de froid au col de la vessie. Sur le moment, les besoins d'uriner ne furent aucunement modifiés, mais, au bout de trois ou quatre heures, ils devinrent beaucoup moins fréquents, beaucoup moins douloureux. A partir du lendemain matin, le malade n'urinait que toutes les deux ou trois heures, avec un peu de sang, seulement à la fin de la miction. L'amélioration augmenta dans la journée. Le lendemain, deuxième instillation, *peu douloureuse*, qui supprima complètement le sang et rendit les mictions plus rares et moins *pénibles*. Après la cinquième instillation (une tous les deux jours), tous les accidents d'uréthro-cystite avaient disparu, et M. Tédenat commença la dilatation avec les Béniqué. A la cinquième séance (une tous les deux jours), le numéro 27 de Charrière passait facilement. Chaque séance de Béniqué était suivie d'une instillation, dans l'urèthre antérieur, de 15 ou 20 gouttes d'une solution argentique à 1/200».

Il ne faut pas confondre ces uréthrorrhagies provenant de l'urèthre postérieur avec d'autres, beaucoup plus rares, qui ont pour source la portion antérieure de l'urèthre. Celles-ci sont plus rares, et le sang coule soit à la fin de la miction, soit, plus souvent, quelques instants après. Le malade a enfermé sa verge, il se sent mouillé par un liquide chaud : c'est du sang à la dose de dix ou quinze gouttes au maximum.

M. Bazy a appelé l'attention sur ces *uréthrorrhagies post-mictionnelles*.

M. Tédenat en possède deux observations que nous pouvons résumer de la façon suivante :

«M. X..., 30 ans, notaire à Toulouse ; unique blennorrhagie, à 25 ans, d'une durée apparente de cinq mois ; aucun accident d'uréthro-cystite. Il y a six mois, le malade s'est aperçu que, de temps en temps, sans cause connue, un peu après la miction, qui est un peu plus fréquente qu'à l'ordinaire, sans être douloureuse, il perd, par le canal, quelques gouttes de sang pur. On a pensé à un calcul vésical. M. Tédenat constate quelques filaments dans l'urine, explore l'urèthre avec une bougie à boule n° 20 ; résistance et douleur au milieu de la portion pénienne ; au delà, l'urèthre est souple et libre. La boule revient chargée de stries sanguines et suivie de quelques gouttes de sang. L'uréthroscope de Grünfeld permet à M. Tédenat de constater un amas de fines granulations rouges, exulcérées, qu'il cautérise au moyen de l'appareil de Ultzmann, avec une solution de nitrate d'argent au 1/20. Après la troisième cautérisation (une tous les trois jours), toute hémorrhagie cessa. En quatre séances de dilatation avec le dilatateur de Thompson, l'urèthre avait un calibre n° 30 de Charrière».

Dans le second cas, la symptomatologie était absolument semblable à celle du cas précédent. Le malade avait eu une blennorrhagie guérie depuis cinq ou six ans, lorsque survinrent les hémorrhagies post-mictionnelles qui, depuis trois ou quatre mois, revenaient presque à chaque miction. M. Tédenat constata un rétrécissement prépubien n° 22.

L'examen uréthroscopique ne fut pas fait. Cinq instillations au nitrate d'argent, au niveau du rétrécissement, supprimérent les hématuries, et, après quelques séances de dilatation avec l'instrument d'Oberländer, le calibre du canal était porté à 26 de la filière de Charrière.

Il est quelques symptômes qui peuvent exister dans les rétrécissements larges comme dans les rétrécissements étroits : douleur lombaire, névralgie testiculaire, douleur à la plante des pieds.

La lombalgie, sur laquelle Guiard insiste longuement, n'est pas rare. Elle est caractérisée par une sensation de pesanteur, quelquefois par des douleurs en ceinture que les efforts et les mouvements peuvent exagérer. Il ne faut pas la confondre avec les douleurs qui sont sous la dépendance d'une pyélo-néphrite.

Dans ce dernier cas, on trouve, ordinairement, une assez grande quantité de pus dans l'urine.

Elle est toujours beaucoup moindre quand le pus est de provenance purement uréthrale.

On devra d'ailleurs, pour fixer le diagnostic, faire l'exploration méthodique des reins. La pression y sera douloureuse dans le cas de pyélo-néphrite; on pourra y constater aussi une augmentation de volume, le ballottement rénal, etc.

La lombalgie dépendant d'un rétrécissement et sans néphrite tient peut-être à un peu de congestion des reins; mais il est plus probable que c'est une névralgie réflexe, une de ces douleurs si communes dans les maladies de l'appareil génito-urinaire.

Elle disparaît ordinairement très vite après la guérison du rétrécissement, mais elle peut aussi lui survivre un certain temps.

La névralgie testiculaire indépendante — cela s'entend de soi — de toute inflammation de la glande séminale, n'est pas rare dans les rétrécissements, surtout quand il existe de l'uréthrite postérieure concomitante. Harrisson, Hurry-Fenwick, en citent plusieurs exemples, et nous avons entendu M. Tédenat rapporter l'histoire de plusieurs cas de douleur testiculaire, qui ont disparu à la suite de la dilatation de l'urèthre et d'instillations argentiques dans la région membrano-prostatique.

Mais, avant de prononcer le mot de névralgie testiculaire, il faut faire un examen attentif du testicule, parce qu'il se produit quelquefois, dans les vieilles uréthrites postérieures chroniques, des inflammations épididymaires sourdes, peu douloureuses, caractérisées par un peu de pesanteur, et qui entraînent des lésions variables du côté de l'épididyme et de la vaginale. Dans quelques cas, la queue de l'épididyme est légèrement tuméfiée ; ailleurs, tout le corps épididymaire est envahi, doublé, triplé de volume. La vaginale s'épaissit et est parfois cloisonnée en plusieurs loges contenant de la sérosité claire ou un peu sanguinolente ; ailleurs, la vaginale, très épaissie, est oblitérée. De là, un aspect variable. M. Tédenat citait, dans une de ses cliniques, l'histoire d'un malade qui, malgré ses conseils, avait subi l'ablation du testicule gauche, qu'on avait cru atteint de tumeur maligne. L'examen microscopique fait à la Faculté des Sciences montra qu'il n'y avait aucune néoplasie.

Les tubes testiculaires étaient sains ; l'épididyme, doublé de volume, présentait des lésions purement inflammatoires. La vaginale épaissie formait trois loges. Deux contenaient de la sérosité claire, environ 20 à 25 gram. dans chacune ; la troisième présentait les lésions de l'hématocèle. Six mois après la castration, le malade entra dans le service de M. Tédenat avec un rétrécissement 18 et une uréthrite postérieure. La guérison fut obtenue par des instillations et le passage de Béniqué.

Il est d'autres complications plus graves : nous voulons parler de l'abcès urineux et de l'infiltration d'urine, qui sont considérés comme dépendant du passage de l'urine dans les tissus à travers une perforation de l'urèthre. Si la quantité d'urine est minime, on aura, disent Rochard, Morris et divers classiques, l'abcès urineux. Si elle est considérable, on aura une infiltration diffuse plus ou moins lointaine. Certes, on ne saurait nier que la quantité de l'urine extravasée n'ait une influence ; mais sa qualité joue un rôle infiniment plus important. On sait que l'urine normale peut être injectée dans les tissus, à doses assez grandes, sans provoquer ni grangrène ni suppuration ; tandis que l'urine ammoniacale ou même l'urine acide, mais contenant des micro-

5

organismes (coli-bacille, staphylocoque, etc), est essentiellement phlogogène et sphacélisante.

D'ailleurs, il n'est pas besoin, pour qu'il survienne un phlegmon péri-uréthral localisé ou diffus, simplement purulent ou
gangréneux, que l'urine s'extravase ; il suffit que les agents
septiques puissent, à l'occasion d'une desquamation épithéliale
ou d'une érosion de la muqueuse, envahir les mailles du tissu
connectif.

Ainsi, l'on s'explique pourquoi un assez grand nombre d'abcès
dits urineux peuvent être incisés sans que jamais il y ait issue
de l'urine et fistule urinaire. Et cela n'est pas seulement vrai
pour les phlegmons limités ; c'est encore vrai pour des phlegmons diffusés correspondant à ce qu'on appelle l'infiltration
d'urine. Les deux faits suivants en sont la preuve.

Observation. — «Le 3 janvier 1896, entre à l'hôpital Suburbain, dans le service de M. Tédenat, M. X..., âgé de 35 ans.
Ce malade a un périnée dur, calleux, présentant plusieurs fistules
dont les trajets sont cutanés, ne remontant pas vers le rectum et
communiquant entre eux. Ces fistules datent d'un an, et le
malade prétend n'avoir jamais eu de blennorrhagie. Toutefois,
quand on presse bien le canal, on voit apparaître une petite
goutte au méat, qui est congénitalement étroit et ne laisse pas
passer le n° 21.

Pas d'antécédents, ni personnels ni héréditaires.

M. Tédenat pratique le cathétérisme et constate un rétrécissement large dans la région bulbaire, n° 17 ou 18.

9. Après avoir largement incisé les trajets fistuleux, il les
débarrasse de leurs fongosités par un bon curettage et les bourre
de gaze iodoformée.

17. Une sonde n° 17-18 de la filière Charrière passe facilement ; mais on ne peut arriver à faire passer un numéro supérieur.

18. Le n° 19 passe au méat, mais il s'arrête à la région bulbaire. Tout l'urèthre pénien est souple. Le n° 16-17 passe aisément à travers le rétrécissement qui siège à la région bulbaire et amène un peu de sang et de pus. Les sondes coniques n° 43 et n° 47 passent facilement. Le malade, qui se trouve actuellement en bonne voie de guérison, a avoué un léger échauffement contracté il y a quelques années. »

Observation. — « Au mois de mars 1890, un homme de 45 ans, solidement constitué, alcoolique, est apporté à l'hôpital suburbain, dans le service de M. Tédenat. Depuis deux jours, infiltration séro-purulente, occupant tout le périnée, les bourses, la verge, la région sus-pubienne, les fosses iliaques; les tissus sont livides, infiltrés de sérosité et de gaz; le malade urine avec effort; une bougie à boule n° 18 entre facilement dans la vessie, langue sèche, pouls très rapide, très faible, adynamie complète. Bien que le pronostic semble funeste, M. Tédenat incise largement dans toute la zone infiltrée. L'incision, faite au bistouri, sur toute la longueur de l'urèthre périnéal, permet d'affirmer qu'il n'y a pas rupture de l'urèthre. Le malade mourut, la nuit suivante. Streptocoques nombreux constatés par M. Kiener dans la sérosité recueillie. »

A côté de ces deux cas de phlegmon diffus, graves, coïncidant avec des rétrécissements larges, nous rapporterons le suivant, dans lequel le rétrécissement étant filiforme, une grande quantité d'urine s'extravase et ne provoque que des accidents phlegmasiques bénins.

Au mois d'avril 1874, à l'Hôtel-Dieu de Lyon, pendant que M. le professeur Letiévant était occupé à pratiquer une opération, M. Genet, interne, arrive disant qu'un malade de la salle voisine venait, dans un effort pour uriner, de se faire une hernie volumineuse qui paraissait s'être immédiatement étranglée. Le malade ayant sa chemise relevée, avait poussé un cri, et M. Genet avait vu le gonflement se produire subitement et dans des proportions considérables.

Dix minutes après, le malade était sur la table d'opérations. Pas de hernie : le périnée et le scrotum étaient distendus et comme œdématiés. Le malade avoua que, depuis quelque temps, il pissait péniblement et que, dans l'effort violent qu'il venait de faire pour uriner, il avait senti tout à coup ses bourses se gonfler. Séance tenante, M. Letiévant incisa le périnée et le scrotum sur la ligne médiane. De l'urine coula abondamment. L'uréthrotomie externe fut pratiquée sans désemparer ; la guérison fut rapide et sans la moindre plaque de gangrène.

OBSERVATIONS

Voici le résumé de deux observations de phlegmons péri-uréthraux compliquant des rétrécissements larges :

Première observation.

(Due à l'obligeance de M. le professeur Eugène Estor)

M. le professeur Estor observe depuis quatre ans le nommé M..., âgé de 70 ans, arthritique (asthme, douleurs rhumatismales, eczéma), qui est prostatique depuis l'âge de 50 ans.

A 18 ans, il a eu une blennorrhagie très légère qui, dit-il, a disparu au bout d'un mois, sous l'influence d'un traitement par le cubèbe.

En janvier 1893, à la suite d'une promenade en voiture, il s'aperçut qu'un liquide blanchâtre s'écoulait par la verge. Depuis lors, cet écoulement abondant n'a pas cessé. L'année suivante, apparut au périnée un abcès qui se termina par une fistule. Peu à peu, de nouvelles fistules se montrèrent, et, actuellement, il en existe quatre.

Il y a deux ans, se produisit en quelques jours, dans la vaginale, un abondant épanchement qui, après une ponction, ne s'est plus reproduit.

Le cathétérisme, avec une sonde n° 16 de la filière Charrière, est facile ; mais lorsqu'on arrive dans la région bulbaire on sent des inégalités parfaitement nettes.

Outre ces phénomènes, le malade présente tous les signes de l'hypertrophie prostatique ; mais il est possible de distinguer, chez ce malade, les signes de cette hypertrophie glandulaire de ceux qui dépendent du rétrécissement large, c'est-à-dire, l'écoulement, les trajets fistuleux et les lésions bulbaires.

Il est intéressant de faire remarquer combien, chez ce malade, a été long le temps qui s'est écoulé entre l'infection blennorrhagique très légère, du reste, et la formation du rétrécissement large.

Ce malade n'accepte aucune intervention ; mais M. le professeur Estor est persuadé qu'en dilatant méthodiquement et aseptiquement son canal, on pourrait améliorer son état.

Observation II.

M. X..., âgé de 34 ans, entre le 11 mai 1895, dans le service de M. Tédenat, salle Bouisson.

Blennorrhagie légère, traitée par le copahu sans injections, il y a quatre ans. Depuis lors, le malade se croyant guéri, éprouve, à la suite d'excès de boisson, quelques envies fréquentes d'uriner ; elles durent peu, et il n'en fait pas cas.

Trois semaines avant son entrée à l'hôpital, il éprouve une tension douloureuse au périnée, et une légère tuméfaction se produit juste en arrière des bourses ; elle augmente peu à peu, s'accompagnant d'un peu de gêne et d'un peu de fréquence de la miction. A son entrée à l'hôpital, tumeur du volume d'une grosse noix, faisant corps avec l'urèthre, et située en arrière des bourses ; dure, un peu douloureuse à la pression, sans rougeur à la peau ; nombreux filaments dans l'urine. M. Tédenat prescrit : bains de siège, applications de compresses antiseptiques et une irrigation quotidienne de l'urèthre avec une solution de permanganate à 1/4000. Au bout de quatre ou cinq jours, exploration du canal.

La portion pénienne est souple et laisse passer, sans ressaut, une bougie à boule n° 22. Elle s'arrête dans la portion scrotale ; mais une bougie n° 18 arrive facilement jusque dans la vessie. Incision médiane de la tuméfaction de la masse inflammatoire, d'où s'écoule un demi-verre à Bordeaux de pus. Excision partielle de la poche, sans ouverture de l'urèthre.

Dilatation progressive avec les bougies cylindro-coniques de Gouley. Quinze jours après, le malade sortait ; son canal admettait le n° 27 de la filière de Charrière. (Observation prise par M. Fuster).

Observation III.

M. X..., 50 ans, entré à l'hôpital Suburbain, salle Bouisson, dans le service de M. Tédenat, avec une tuméfaction du périnée, qui est tendu, rouge, douloureux. Cette inflammation a commencé depuis cinq ou six jours et s'est accompagnée d'une fièvre légère qui dure encore.

Le malade nie toute blennorrhagie et n'avoue un léger échauffement survenu, il y a une dizaine d'années, que lorsqu'on lui montre une légère goutte blanche au méat. Rétrécissement n° 20 à la partie moyenne de la région périnéale. Incision médiane du phlegmon péri-uréthral, d'où coule une grande quantité de pus. Irrigation de l'urèthre avec une solution de sublimé au 1/30000.

Dilatation avec les bougies métalliques de Gouley, grâce auxquelles, en cinq séances (une tous les trois jours), le calibre du canal est porté au 26 de la filière de Charrière. Cicatrisation rapide et sans fistule.

Observation IV.

De M. ALBARRAN.

(Annales des maladies des organes génito-urinaires).

G..., tailleur, 54 ans, se présente le 3 novembre 1892 à la consultation.

Le malade n'a jamais été sondé. Il est porteur d'un phimosis qui n'a jamais été opéré.

Il y a dix ans, il a eu une blennorrhagie qui a duré un mois ; pendant ce mois, le malade a eu à différentes reprises des envies fréquentes d'uriner et de vives douleurs à la fin de la miction ; jamais il n'a vu du sang dans ses urines. Plus tard, il se produit de l'incontinence.

Actuellement, le malade se présente avec des symptômes de rétrécissement et des symptômes de cystite ; légère douleur à la fin de la miction ; trois mictions pendant la nuit. La prostate est grosse, et le canal a deux rétrécissements, le dernier laissant passer une bougie de grosseur moyenne.

Les urines sont troubles, présentant un grand nombre de micro-organismes. L'examen direct du pus en montre un grand nombre aussi entre les leucocytes ou dans ceux-ci.

Observation V.

De M. Albarran.

(Annales des maladies des organes génito-urinaires).

P..., 46 ans, employé de bureau, se présente le 4 novembre 1892 à la consultation.

Il n'a jamais été sondé; a eu une première blennorrhagie à l'âge de 20 ans, une seconde à 24 ans; la guérison avait paru complète, il n'existait pas de goutte militaire.

Il y a dix ans, le malade constata une certaine difficulté à uriner ; en même temps, les mictions devenaient fréquentes et les urines troubles.

A plusieurs reprises, il s'est produit de la rétention qui a duré un jour environ chaque fois.

Actuellement, la vessie du malade ne se vide pas d'elle-même ; il existe de l'incontinence par regorgement.

D'autre part, chaque tentative de miction lui donne des douleurs vésicales très violentes; les urines sont troubles ; il existe quelquefois des hématuries terminales.

L'examen direct des urines montre un nombre assez considérable de microcoques de dimensions variables, quelques leucocytes, un nombre très peu considérable de cellules épithéliales.

En faisant avec les urines des boîtes de Pétri, on constate que les urines contiennent deux espèces de microbes, la première est en quantité bien plus considérable que la seconde.

La première espèce est représentée par des microcoques quelquefois ovoïdes, très gros ayant en moyenne 1 μ de diamètre, se groupant souvent en diplocoques.

Observation VI.

(Due à l'obligeance de M. le Dr Reynes, chef de Clinique chirurgicale).

M. X..., âgé de 25 ans, entre le 3 janvier 1896 à l'hôpital Suburbain, salle Bouisson, dans le service de M. Tédenat ; il n'a pas uriné depuis près d'une journée. Le canal lavé est cathétérisé ; les petites bougies ne passent pas ; mais une sonde n° 17 ou 18 passe ; les numéros supérieurs ne passent pas non plus.

La prostate est hors de cause.

Le malade, très nerveux, a eu des crises hystériformes, avec perte de connaissance ; il a un état cérébral bizarre. — Les réflexes rotuliens, plantaires, cornéens, sont très diminués.

On admet le diagnostic de rétrécissement large avec spasme. Mais, pour fournir l'explication de ce spasme on trouve bien vite que ce malade a de l'uréthrite postérieure. En effet, quoique niant toute blennorrhagie, en pressant soigneusement son canal d'arrière en avant, on fait sourdre une gouttelette de liquide muco-purulent, et son urine recueillie dans un verre est un peu louche, contenant des filaments et des mucosités.

M. Tédenat fait le lavage de la vessie et prescrit, au niveau du rétrécissement large spasmodique, des instillations avec la solution de nitrate d'argent au 1/50, tous les deux jours. Sous l'influence de ce traitement, le malade s'améliore rapidement ; il n'est plus obligé de se lever la nuit pour uriner ; ses urines sont plus claires, et il pisse plus facilement. De plus, le canal, qui n'admettait au début qu'un numéro 17 ou 18, admet maintenant un 24 ou 25.

Séances de Béniqué, les petites bougies passent aussi ; le spasme a presque complètement disparu.

Chez cet homme très nerveux, l'uréthrite postérieure par sa lésion irritative, battait en quelque sorte le rappel de la névrose ; l'excitation se transmettait à la moëlle, et par voie réflexe, se traduisait en retour par une contracture spasmodique de la portion membraneuse du canal. Le traitement de la cause, uréthrite postérieure, a amené la guérison de l'effet, spasme. La dilatation assurait, en outre, la guérison du rétrécissement large.

Le malade, très indiscipliné, sort le 21 janvier, très amélioré.

6

CHAPITRE IV.

Diagnostic et Pronostic.

———

Toutes les fois qu'il existe une blennorrhagie chronique antérieure et ayant résisté aux moyens ordinaires de traitement, on
doit penser à un rétrécissement, effet de la blennorrhagie et
cause, à son tour, de la persistance de la phlegmasie uréthrale.
On lit dans presque tous les classiques que, pour produire un
retrécissement, l'intensité de l'uréthrite importe moins que la
durée. Cela est exact, mais en partie seulement. Il est incontes-
table qu'il existe des blennorrhagies aiguës, intenses, qui s'éten-
dent à toute l'épaisseur de la paroi uréthrale et qui, au bout de
quelques mois, d'une ou deux années, sont suivies de rétrécissement.

M. Bazy en a communiqué un certain nombre à M. Sprecher
pour sa thèse (Paris, 1895); M. Tédenat nous a dit en avoir
observé plusieurs exemples. Par contre, il y a des blennorrhagies légères qui persistent pendant plusieurs années sans que le
calibre du canal soit sensiblement modifié. Pourtant, dans ces
cas, l'examen avec l'uréthromètre permet, le plus souvent, de
constater une diminution de la dilatabilité normale. Alors, est
posée l'indication formelle de la dilatation, ainsi que l'ont montré Oberländer, Kollmann, et ainsi que nous l'avons vu souvent
faire par M. Tédenat.

Au dire de Guyon, traumatisme mis à part, il n'y a pas de

rétrécissement sans blennorrhagie antérieure ; et, pourtant, nous voyons Lallemand, Thompson, Harrison, Gross (de Philadelphie) accuser la masturbation. Plus d'une fois, d'après l'enseignement de M. Tédenat, il est des blennorrhagies excessivement bénignes, méconnues des malades, non soignées, passant à l'état chronique et capables de donner lieu à un rétrécissement. A elles plutôt qu'à la masturbation, doivent revenir un certain nombre de coarctations véritables que n'explique pas une blennorrhagie franche et avouée.

Les antécédents uréthraux ayant été interrogés, on étudiera les divers troubles fonctionnels accusés par les malades : écoulement, poussées d'uréthrite antérieure ou postérieure, lombalgie fréquence des mictions, filaments uréthraux.

Avant de procéder à l'examen instrumental de l'urèthre, on devra examiner l'urine. Voici de quelle manière cet examen devra être conduit.

Finger consacre à l'examen de l'urine un certain nombre de pages ; mais, ici encore, nous nous servirons de la description, si claire et si brillante, de notre Maître le professeur Forgue.

«Nettoyez l'urèthre antérieur avec une bougie à boule « ramonant » le canal par plusieurs passages, ou au moyen d'une injection poussée à méat ouvert, et plusieurs fois répétée. Faites alors uriner le malade dans trois verres : s'il n'existe du trouble ou des filaments que dans le premier, c'est qu'il n'y a que de l'uréthrite postérieure ; si le premier et le dernier sont troubles il y a une cystite du col concomitante. Les trois verres présentent-ils du pus, le corps vésical ou les reins sont pris.

On peut encore, l'urèthre antérieur une fois nettoyé, aller quérir le pus de l'arrière-canal avec le talon de l'olive exploratrice : on ne s'arrête plus à la porte de l'urèthre profond : on y entre; le malade accuse une souffrance nette, on pousse jusqu'au sphincter vésical, et l'on ramène au méat la récolte purulente.

Suivant Guyon, l'écoulement, quand il est dû uniquement ou

presque uniquement à l'urèthre postérieur, se ferait suivant un type particulier: le pus, lorqu'il est sécrété assez abondamment, s'accumule à la région profonde du canal et s'évacue dans la journée, à intervalles plus ou moins réguliers, par une sorte « d'éjaculation en miniature » qui projette au méat les quelques gouttes ; quelquefois c'est à la fin de la miction ou de la défécation que cette émission purulente se produit. Ce sont ces malades qui viennent se plaindre au médecin de « pertes séminales involontaires » ; l'imagination et la lecture aidant, ils sont voués à l'obsession de la spermatorrhée. Plus fréquemment, la sécrétion est pauvre ; les menues gouttes purulentes, nées en amont du sphincter membraneux, restent, jusqu'au matin, enfermées dans l'urèthre profond ; elles s'écouleront avec le premier jet d'urine, balayées sous forme de ces bouchons muqueux, de ces filaments blanchâtres nageant dans l'urine, qui provoquent, chez le malade des alarmes si vives.

Ces filaments méritent, toutefois, considération : ce sont les « Tripperfäden » des Allemands, qui les ont étudiés avec beaucoup de soin. Tout récemment, le travail de Fabry a contribué à préciser leur nature. Les filaments blennorrhagiques consistent en déchets épithéliaux et corpuscules purulents ; on n'est pas d'accord sur le rapport des gonocoques avec leurs éléments cellulaires ; dans la plupart des cas, on constate leur présence dans les cellules du pus. Pour Fabry, les filaments révèleraient la localisation de la blennorrhagie dans les canaux excréteurs des glandes de la muqueuse.

« Les uns sont homogènes, très réfringents ; les autres présentent des stries irrégulières longitudinales et transversales ; quelques-uns sont larges, en forme de rubans ; d'autres sont étroits. A l'intérieur des filaments, il n'y a pas d'éléments cellulaires ; parfois leur partie interne est le siège de petites traînées rougeâtres.

Les éléments cellulaires se trouvent presque exclusivement

dans les espaces intermédiaires que forment les ramifications multiples des filaments ; on les rencontre çà et là sur les filaments, mais non à leur intérieur ».

EXAMEN INSTRUMENTAL

Cet examen devra être fait sous le couvert d'une antisepsie sévère.

Dans le service de M. Tédenat, on agit de la manière suivante: le gland, le prépuce, sont savonnés et soigneusement lavés avec une solution de sublimé à 1/3000. Une canule courte, fixée à un réservoir placé à 1^m,50 plus haut que la verge, est introduite dans le méat, et l'urèthre intérieur est lavé avec une solution de sublimé à 1/20000, ou avec une solution de nitrate d'argent à 1/5000. On fait passer au moins un demi-litre de l'une ou l'autre de ces solutions. Ensuite, on fait pénétrer un autre demi-litre dans la vessie, surtout si on est à peu près certain de l'existence d'une uréthrite postérieure. Pour cela, il suffit d'enfoncer la canule conique de telle façon, qu'elle bouche le méat ; on invite le malade à faire un léger effort pour uriner ; le col vésical s'entr'ouvre et le liquide pénètre dans la vessie. Le malade urine, faisant ainsi un second lavage antiseptique de son urèthre.

L'asepsie des instruments offre des difficultés variables avec leur nature. Les instruments métalliques sont faciles à désinfecter par le bouillissage dans une solution de carbonate de soude au dixième ; cinq minutes suffisent, au dire de Schimmelbusch. Le flambage est facile en toutes circonstances. Pour les sondes en caoutchouc, le bouillissage dans l'eau salée, dans la solution de carbonate sodique, a des effets aseptisants sûrs et peu détériorants. Les sondes en gomme supportent mal le bouillissage, même dans l'eau pure, qui les met rapidement hors d'usage. L'acide sulfureux donne de bons résultats ; mais son application est difficile dans la pratique ordinaire. M. Tédenat a essayé les vapeurs de formol, qu'il utilisait de la manière suivante : Les sondes étaient mises dans un grand tube cylindrique obturé avec un bouchon de caoutchouc. Au fond du tube, étaient trois ou quatre centimètres cubes de la solution normale do formol ; une cloison en liège, perforée de nombreux trous, empêchait le contact des sondes avec le liquide. Au bout de deux ou trois jours, les sondes deviennent rugueuses, et la matière emplastique se ramollit. Aussi, M. Tédenat emploie le chauffage sec à 100°, répété plusieurs fois ; puis, il conserve les sondes dans de grands tubes cylindriques en verre, contenant un peu de mercure métallique, dont Merget et Lannelongue, de Bordeaux, ont montré la valeur aseptisante *par émission de vapeur*. Les bougies à boule en gomme permettent une exploration satisfaisante. On choisira la plus grosse pouvant traverser le méat ; on la poussera peu à peu, en notant les ressauts, les résistances aux divers points du canal. Dans la région bulbaire, il faudra éviter de prendre pour un rétrécissement la résistance, quelquefois assez considérable, qu'oppose au niveau du collet du bulbe le muscle orbiculaire de l'urèthre, résistance plus molle, plus souple que celle du rétrécissement. Mais, comme ces différences de résistance sont parfois difficiles à apprécier, il vaut mieux rechercher, avec le doigt, le point où l'olive de la sonde est arrêtée. Si le doigt peut la sentir par le périnée, un peu en avant de l'anus, on a affaire à un rétrécissement bulbaire ; si, au contraire, on ne la sent qu'en introduisant le doigt dans le rectum, c'est qu'elle se trouve à la région membraneuse et est arrêtée par le muscle orbiculaire.

Cette recherche digitale de l'olive est beaucoup recommandée par M. Bazy ; et, plusieurs fois, M. Tédenat nous en a montré l'importance. On devra, d'ailleurs, contrôler les impressions de l'aller par les impressions du retour. A cause des difficultés d'asepsie des bougies à boule en gomme, M. Tédenat emploie fréquemment les olives de Guyon, vissées sur une tige métallique en argent. Cela rappelle l'instrument dont se sert, depuis longtemps, Henry Thompson.

Les bougies à boule, si commodes pour le diagnostic des rétrécissements étroits, laisseront ignorer tous les rétrécissements larges de calibre supérieur au méat rétréci. Elles ne renseignent pas, d'une façon suffisante, sur la diminution de souplesse et d'extensibilité de l'urèthre bulbaire. Aussi, croyons-nous qu'il est bon d'imiter Otis, Oberländer, White, Finger, et d'utiliser l'uréthromètre pour compléter et préciser le diagnostic.

Uréthromètre. — Le seul instrument qui soit capable de nous fournir des renseignements exacts sur les lésions sous-muqueuses du canal est, d'après Janet, l'uréthromètre [1]. Cet instrument permet de se rendre compte de la moindre infiltration sous-muqueuse, de la moindre perte d'élasticité du canal, quel que soit le calibre de la région considérée. Il a pour principe de faire pénétrer dans l'urèthre une olive de calibre variable, dont la circonférence, énoncée en numéros de la filière Charrière, vient se marquer sur un cadran supporté par le manche de l'instrument. Deux appareils ont été construits dans ce but : l'uréthromètre d'Otis et l'uréthromètre de Weir.

L'uréthromètre d'Otis porte à son extrémité six ressorts, parallèles à l'axe de l'instrument quand celui-ci est fermé, mais qui sont susceptibles de se courber et de former une olive plus ou moins grosse sous l'action d'une vis qui termine l'autre extrémité de l'appareil. Leur écartement se marque en numéros Charrière sur un cadran placé au-dessous de cette vis. Un petit manchon de caoutchouc entoure les ressorts et protége la muqueuse uréthrale contre les pincements.

Cet appareil est excellent, mais nous lui préférons l'uréthro-

[1] Annales des maladies des organes génito-urinaires.

mètre de Weir ; il ne diffère du précédent que par la disposition de son extrémité dilatable, qui se compose de deux demi-olives susceptibles de s'écarter l'une de l'autre. Cet instrument nous semble moins fragile et moins irritant que le précédent ; il peut être employé nu ; mais dans quelques cas, il peut pincer la muqueuse uréthrale ; aussi nous semble-t-il prudent de l'entourer du tube de caoutchouc du dilatateur d'Oberländer. Cette pratique, qui évite le contact direct de l'instrument avec la muqueuse uréthrale, permet de l'employer successivement sur plusieurs malades, sans le stériliser à chaque nouvel examen; il suffit d'avoir plusieurs tubes de caoutchouc stérilisés d'avance.

La manœuvre de ces deux instruments est du reste identique. L'appareil est introduit fermé jusqu'au bulbe; là on tourne la vis jusqu'à ce que le malade accuse un sentiment de tension désagréable, et on note le chiffre marqué sur le cadran. On peut ensuite suivre deux méthodes : la première consiste à retirer l'instrument sans le refermer, jusqu'à ce qu'il soit arrêté dans une portion plus étroite, puis à le refermer de la quantité nécessaire pour lui permettre de franchir cet obstacle, en notant le nouveau chiffre ainsi obtenu, et ainsi de suite jusqu'au méat, en ayant soin de rouvrir l'appareil au delà des obstacles, si cela est possible ; la seconde, plus parfaite, consiste à refermer complètement l'appareil entre chaque mensuration des différents points du canal.

Dans l'urèthre normal, quel que soit le chiffre donné par le bulbe, — et ce chiffre est naturellement variable suivant les individus — on trouve des chiffres progressivement décroissants du bulbe au méat ; au contraire, dans un urèthre atteint d'infiltrations sous-muqueuses, on trouve au niveau de chaque point infiltré un chiffre inférieur aux deux chiffres qui l'encadrent.

Le tableau suivant rend bien compte des résultats que peut fournir l'uréthromètre.

Bulbe..................	40	32	40	25
Périnée................	35	30	32	28
Scrotum...............	32	28	32	28
Angle pénio-scrotal......	30	25	30	21
Pénis.................	28	23	28	23
Méat.................	24	20	24	20

Les deux premières listes représentent des urèthres normaux de calibres différents, les deux dernières représentent les mêmes urèthres atteints de lésions d'uréthrite profonde, le premier au périnée, le second au bulbe et à l'angle pénio-scrotal.

Comme on le voit, l'uréthromètre est un excellent moyen de diagnostic des uréthrites profondes ; il nous montre la cause qui entretient ces uréthrites, et il nous conduit au traitement précoce des rétrécissements, alors qu'ils sont encore définitivement curables.

C'est à Otis et à Finger que nous devons d'avoir appelé l'attention sur l'importance diagnostique et thérapeutique extrême de ce procédé d'exploration, qui complète l'ancien procédé de l'explorateur à boule utilisé par l'école de Necker. Comme M. Janet, M. Tédenat emploie l'uréthromètre de Weir.

PRONOSTIC.

Le pronostic d'un rétrécissement est, toutes autres conditions égales, d'autant meilleur que la coarctation est moins étroite. Il ne faut pas oublier les diverses complications que nous avons signalées. Les phlegmons péri-uréthraux peuvent entraîner de graves dangers : l'uréthro-cystite, l'inflammation de toute la vessie, la pyélo-néphrite, sont des complications possibles; elles

dépendent, surtout, de l'état infectieux de l'urèthre. Le traitement de ces rétrécissements donne de bons résultats, quand il
est fait avec soin ; et, si on le commence de bonne heure, il est
possible d'obtenir des guérisons radicales. Il n'en serait plus
ainsi dans les cas où on laisserait le rétrécissement vieillir et
augmenter d'étroitesse. De là, l'importance d'un diagnostic précoce, c'est-à-dire fait au moment où le calibre est peu diminué
et les lésions encore récentes et susceptibles de rétrocession
complète.

Pour cet examen, nous insistons encore sur l'utilité de l'uréthromètre, trop négligé en France, où quelques chirurgiens seulement apprécient sa valeur depuis quelques années.

CHAPITRE V

Traitement.

En général, l'urèthre atteint de rétrécissement large est le siège d'une infection qui se trahit tantôt par des filaments, tantôt par la goutte militaire.

A moins d'accident de rétention, le traitement de l'infection uréthrale doit précéder et préparer la dilatation : on se met ainsi à l'abri des accidents fébriles, des orchites, des prostatites, etc.

L'examen microscopique a une grande utilité ; il devra surtout avoir pour but la recherche du gonocoque, qui sera plus spécialement traité par des solutions de permanganate de potasse. Dans le cas où cet examen ne pourrait pas être fait, il y aura toujours bénéfice à pratiquer, pendant huit ou dix jours, une irrigation quotidienne avec un litre de solution de permanganate à 1/4000 ; Janet et bien d'autres avec lui ont montré son efficacité à la fois contre les gonocoques et les divers microbes pathogènes de l'urèthre.

Une ou deux irrigations avec la solution de sublimé à 1/30000 ou avec la solution de Thiersch (acide borique et acide salicylique) amèneront une désinfection convenable.

Ainsi préparé, le traitement proprement dit du rétrécissement variera suivant son siège et son calibre ; mais la place qu'il occupe est plus importante encore que le degré de son étroitesse.

Thompson, White, Keyes, etc., ont insisté sur ce fait que plus un rétrécissement se rapproche du bulbe, et plus facilement il est dilatable. La difficulté de dilater les rétrécissements péniens tient probablement à leur nature de rétrécissement scléro-cicatriciel (Thompson, Tédenat, Changarnier).

En règle générale, les rétrécissements larges de la région bulbaire seront soumis à la dilatation.

On emploiera les bougies de Béniqué et les bougies cylindro-coniques en acier, dites bougies américaines. Celles-ci ont l'avantage de permettre une action suffisante, avec un moins grand nombre d'instruments.

CATHÉTÉRISME.

Le passage des bougies aura lieu tous les deux ou trois jours. Il sera fait sans violence ; pourtant, une légère action disten-sive n'a pas les inconvénients que lui attribue M. Guyon, à la condition, toutefois, qu'on maintienne l'urèthre aussi aseptique que possible, soit par une irrigation de sublimé à 1/30000 ou nitrate d'argent à 1/5000, ou même par une instillation argenti-que à 1/100. Nous avons vu ainsi agir M. Tédenat, et les résul-tats obtenus étaient, le plus souvent, très rapides. La dilatation pourra rarement être portée, au moyen de bougies, au delà de 28 ou 30 de la filière de Charrière ; et encore faudra-t-il, chez un assez grand nombre de sujets, pratiquer l'incision du méat trop étroit pour admettre les sondes d'un tel calibre.

Aussi, Oberländer, Kollmann, emploient-ils des dilatateurs qui sont un perfectionnement de ceux que Rigaud (de Strasbourg) et Thompson avaient inventés pour produire la divulsion progres-sive, ou dilatation forcée de l'urèthre. Au point de vue théra-peutique, ces dilatateurs sont aux Béniqué ce que, au point de vue du diagnostic, les uréthromètres sont aux bougies à boule. Ils serviront surtout à pousser la dilatation à ses degrés extrêmes. Kollmann, Oberländer, atteignent couramment, dans la région rétro-scrotale, 28, 40 ; et nous avons vu, plusieurs fois, M. Tédenat le faire sans aucun inconvénient.

Ces chirurgiens insistent sur l'espacement des séances, qui auront lieu tous les huit, douze, quatorze jours, au moment où l'irritation produite par la séance précédente aura disparu. Ils insistent aussi sur la nécessité de dilater lentement, en y mettant cinq ou six minutes, et en laissant en place l'instrument dilaté pendant quatre ou cinq autres minutes.

Après chaque séance, irrigation antiseptique aussi peu irritante que possible. Oberländer emploie la solution boriquée à 20/1000 ; Kollmann, le nitrate d'argent à 1/15000 ; mais on peut utiliser des solutions très étendues au 1/1000, par exemple de sulfate de cuivre, de sulfate de zinc, d'icthyol (1/200), etc.

Au milieu de l'intervalle qui sépare deux séances l'une de l'autre, il y aura souvent avantage, si les filaments ou la goutte militaire persistent, à faire une ou deux instillations argentiques. Il est rare que l'action des Béniqué, et mieux encore celle des dilatateurs, ne suffise pas pour guérir les rétrécissements larges de la région bulbo-scrotale ; et, dans un travail récent, White proscrit, d'une façon presque absolue, l'uréthrotomie appliquée aux coarctations siégeant dans cette partie de l'urèthre. Mais cette exclusion de l'uréthrotomie interne ne s'applique qu'aux seuls rétrécissements larges.

Néanmoins, dans des cas certainement très rares, l'uréthrotomie pourra trouver son indication ; et alors, on la pratiquerait plutôt avec les uréthrotomes dilatateurs d'Otis, d'Albarran, qu'avec celui de Maisonneuve

Les rétrécissements de la portion pénienne de l'urèthre, quand ils sont récents, peuvent être guéris par la dilatation faite suivant les procédés que nous avons indiqués.

Ici encore, Oberländer et Kollmann donnent la préférence à

leurs dilatateurs droits, spécialement destinés à cette partie du canal. Seulement, ici, la dilatation ne dépasse guère 30-32°. Quelquefois, un léger écoulement de sang se produit, écoulement dont les auteurs allemands ne se préoccupent guère ; on doit pourtant l'éviter le plus possible ; car ces hémorrhagies, si elles proviennent quelquefois de la déchirure des granulations de la muqueuse, indiquent plus souvent peut-être une déchirure de la paroi uréthrale. Or, il vaut mieux une section longitudinale, franche, produite par l'uréthrotome qu'une déchirure oblique, irrégulière, produite par le dilatateur.

Aussi quand un rétrécissement pénien résiste à une dilatation prudente et mesurée, on doit recourir, contre lui, à l'uréthrotomie interne (Thompson, White).

Pour l'incision interne des rétrécissements larges, l'uréthrotome de Maisonneuve peut servir ; on lui préfère, généralement les uréthrotomes dilatateurs que nous avons déjà cités. Mais on peut, avec grand profit, employer, en de tels cas, les uréthrotomes de Civiale ou de Trélat, auxquels M. Tédenat a souvent recours pour les rétrécissements de la portion pénienne. L' u l'autre conviennent très spécialement quand il existe une ou plusieurs brides transversales et superficielles, qu'ils coupent avec une grande netteté.

L'incision gagnera souvent à être faite à la fois sur la paroi supérieure et sur la paroi inférieure ; mais sur celle-ci, on ne se permettra jamais de la faire trop profonde. Cela est, du reste, impossible avec les uréthrotomes dilatateurs dont nous avons parlé et dont on trouvera ci-après une description succincte.

Nous n'insisterons pas sur la technique de l'uréthrotomie ; mais nous voulons rappeler qu'une antisepsie soignée et la sonde à demeure de petit calibre 16-18 sont une garantie de l'innocuité de l'opération.

Nous n'avons pas à entrer dans l'étude du traitement des

complications (abcès urineux, infiltration d'urine) ; il n'a rien de spécial aux cas qui nous occupent, et il devra être fait suivant les principes de la chirurgie contemporaine.

DILATATEURS [1].

Nous allons parler ici premièrement des quatre formes des dilatateurs d'Oberländer : les deux premiers servent à dilater l'urèthre antérieur, le troisième le bulbe, et le quatrième l'urèthre postérieur. Le premier est court, de 17 centimètres de longueur (fig. 1), le deuxième de 21 centimètres de longueur (fig. 2), les branches parallèles ; mais, quand les infiltrations sont déjà devenues un peu plus dures, il vaut mieux prendre des dilatateurs ayant des branches obliques et non pas parallèles. Les dilatateurs à branches obliques sont beaucoup plus résistants ; ces dilatateurs obliques ne sont pas ici représentés. Le troisième dilatateur servant à la dilatation du bulbe a une forme un peu courbe (fig. 3) ; l'emploi à temps de cet instrument est très important. Le quatrième dilatateur destiné à l'urèthre postérieur a la forme d'un Béniqué (fig. 4) ; avec cet instrument on peut dilater l'urèthre postérieur sans que l'antérieur le soit aussi. Ces instruments sont en acier et très solides. Ils sont munis d'un cadran numéroté et d'une aiguille qui indique les numéros de dilatation à mesure que l'on tourne la vis. On nettoie ces instruments avec une serviette sèche et en les badigeonnant avec un pinceau trempé dans la benzine.

Pour les premières dilatations, on anesthésie l'urèthre avec de la cocaïne ; ensuite les malades s'habituent, et on n'a pas besoin toujours d'anesthésier. Avant d'introduire les dilatateurs, il faut les graisser avec de la glycérine et les encapuchonner avec des capuchons de caoutchouc bien tirés, de manière à ce qu'ils ne

[1] Menahem Hodera ; Annales des maladies des organes génito-urinaires.

8

forment pas de plis. Ensuite on graisse les capuchons avec de la glycérine ou avec de l'huile phéniquée.

Les deux premiers dilatateurs sont introduits jusqu'au bulbe; ils doivent rester dans une position verticale, en supposant que le malade soit couché sur le dos, pendant la dilatation ; tandis que le troisième dilatateur du bulbe est baissé dans un angle de 45° afin que le bulbe puisse être bien dilaté. Le reproche fait par certains auteurs aux dilatateurs d'Oberländer, que le bulbe fuit devant eux, est peut-être mérité pour les deux premiers dilatateurs, mais pas pour le troisième dilatateur courbe, qui dilate parfaitement le bulbe et est le plus important. Quant à l'autre reproche formulé contre les dilatateurs d'Oberländer, qu'ils n'exercent pas un massage régulier, il n'est pas toujours nécessaire que les foyers d'infiltrations cellulaires soient écrasés directement au-dessous des branches des dilatateurs pour être résorbés ; même les foyers qui se trouvent entre les branches du dilatateur peuvent aussi être résorbés, parce que, comme nous l'avons déjà dit, ces foyers n'étant pas élastiques comme l'urèthre normal, ne résistent pas souvent à cette tension extrême produite par la dilatation; ils cèdent en se désagrégeant ou en se déchirant. Par conséquent, le but est atteint sans qu'il y ait nécessité de massage régulier. Le quatrième dilatateur d'Oberländer, à forme de Béniqué, est introduit comme une sonde Béniqué et reste presque horizontal, toujours en supposant que le malade soit couché sur le dos, pendant qu'on fait la dilatation. Dans certains cas, il faut cocaïniser avant de dilater l'urèthre postérieur, mais ce n'est pas une règle générale.

Kollmann a construit de nouveaux dilatateurs à quatre branches, très solides, l'un pour l'urèthre antérieur et deux autres pour l'urèthre postérieur.

Le dilatateur de Kollmann qui est destiné à l'urèthre antérieur (fig. 5) a une forme toute droite. Les dilatateurs qui sont destinés à l'urèthre postérieur ont tous les deux la forme d'une sonde métallique ordinaire de courbure moyenne. La figure 6 fait voir un modèle qui dilate une partie assez étendue de l'urèthre postérieur ; l'autre forme dilate une partie plus petite. Cette dernière forme est encore plus résistante que la première ; donc on la préfère surtout dans des infiltrations un peu dures. Ces dilatateurs à quatre branches de Kollman sont très avantageux, surtout pour certaines personnes sensibles, parce que, avec ces instruments, la dilatation se fait avec plus de douceur, de sorte qu'ils sont très indiqués là où la dilatation doit être faite avec un ménagement particulier.

Ces instruments doivent aussi être munis d'un capuchon avant d'être introduits. La dilatation doit se faire lentement ; dans chaque dilatation de un jusqu'à deux numéros. Il n'y a pas de règle qui indique jusqu'à quel degré on doit dilater la première fois ; cela dépend de l'état dans lequel se trouve l'urèthre ; s'il est rétréci de manière qu'on n'ait pas pu uréthroscoper, on dilate avec précaution jusqu'au n° 18 et même 20 Charrière.

Les dilatateurs d'Oberländer, munis d'un capuchon, ont un calibre de 16 Charrière environ, quand ils sont tout fermés. Pour les urèthres à moyen et à large calibre, on peut dilater déjà la première fois jusqu'aux n°s 28 et 30 Charrière sans aucun inconvénient.

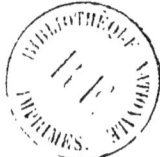

Dilatateurs de Kollmann

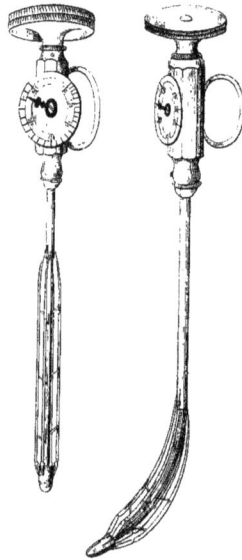

Dilatateurs d'Oberländer

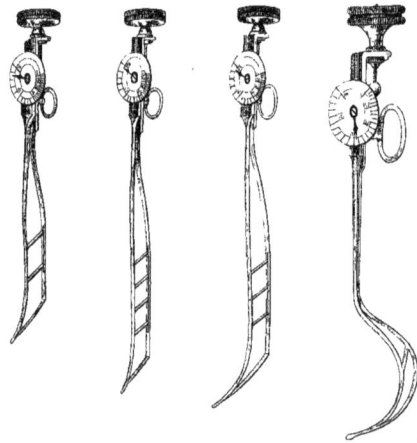

Uréthromètre
de Weir

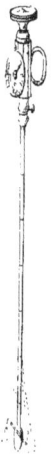

Fig.1   Fig.2   Fig.3   Fig.4

Fig.5   Fig.6

Imp. Ch. Boehm - Montp.

CONCLUSIONS

1º Des rétrécissements assez larges pour admettre des bougies à boule des nᵒˢ 21 à 22 de Charrière peuvent déterminer les divers accidents de rétrécissements beaucoup plus étroits : miction plus fréquente, uréthro-cystite, phlegmons péri-uréthraux localisés ou diffus, etc ;

2º Ces rétrécissements sont la conséquence d'une uréthrite chronique qu'ils servent à entretenir ;

3º On les reconnaîtra par les symptômes ou les complications ci-dessus indiqués, et surtout par une exploration instrumentale méthodique. La bougie à boule suffira le plus souvent ; mais l'uréthromètre fera mieux percevoir les diminutions légères d'extensibilité, de dilatabilité, premiers signes d'un rétrécissement en préparation ;

4º Le diagnostic précoce est de la plus haute importance ; car il permet de poser l'indication du traitement qui, bien fait, permet, à cette période de début, une guérison bonne, parfois définitive et vraiment radicale ;

5º La dilatation convient à presque tous les rétrécissements larges et récents. On la pratiquera, de préférence, avec des instruments métalliques. Les bougies de Béniqué, de Gouley, de Lefort donnent de bons résultats, mais il y aura profit à employer les dilatateurs de Thompson, d'Oberländer, de Kollmann, qui permettent de pousser la dilatation à un degré bien plus élevé ;

6° L'uréthrotomie interne, avec les uréthrotomes de Civiale, de Trélat, ou mieux encore avec les uréthrotomes dilatateurs d'Otis et d'Albarran, trouvera son indication dans certains rétrécissements de la portion pénienne de l'urèthre ;

7° L'antisepsie du canal, par des irrigations ou par les instillations argentiques, rendra le traitement instrumental exempt de danger, et constituera la thérapeutique indispensable de l'uréthrite chronique, toujours lente à disparaître, quelquefois même incurable pour si habilement qu'on associe la dilatation aux irrigations et aux instillations.

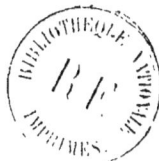

INDEX BIBLIOGRAPHIQUE

ALBARRAN. — Annales des maladies des organes génito-urinaires, 1893.

CHANGARNIER. — Des rétrécissements de la portion pénienne de l'urèthre. Th. Montpellier, 1885.

DE LA CALLE. — Contribution à l'étude des rétrécissements larges de l'urèthre. Th. Paris, 1893.

FORGUE. — Traité de chirurgie. Reclus et Duplay.

OBERLANDER. — Klinisches Handbuch der Harn und Sexual organe.

OTIS. — Stricture of the male urethra.

MACASSAR. — Thèse de Montpellier, 1894.

HOLLET. — Traité des maladies vénériennes.

TÉDENAT. — Des rétrécissements péniens. In Montp. méd. 1886.

THOMPSON. — Maladies des voies urinaires.

WHITE. — American Text-Book of surgery, 1893.

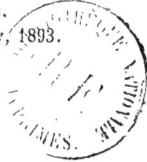

www.ingramcontent.com/pod-product-compliance
Lightning Source LLC
Chambersburg PA
CBHW070823210326
41520CB00011B/2093